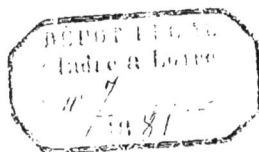

DE LA

LONGÉVITÉ HUMAINE

DISCOURS PRONONCÉ LE 23 DÉCEMBRE 1880, A LA RENTRÉE
DE L'ÉCOLE DE MÉDECINE DE TOURS

Par M. le Docteur Auguste MILLET

Professeur à l'École de Médecine,
Officier de l'Instruction publique, Chevalier de la Légion d'honneur et de plusieurs
ordres étrangers.

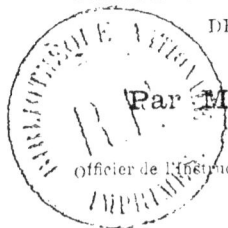

Messieurs,

Tous les ans, à pareille époque, c'est-à-dire au moment
de la rentrée des cours, au commencement d'une nouvelle
année scolaire, l'École de médecine de Tours ouvre ses
portes à un public d'élite qui s'empresse de venir applaudir
aux succès de nos jeunes élèves. Qu'il nous soit permis de
remercier ici du fond du cœur, de leur bonne pensée et de
leur affectueuse démarche, les personnes qui ont bien
voulu, malgré la mauvaise saison, renoncer à leurs occupa-
tions pour se presser dans cette enceinte, afin d'encou-
rager, par leur présence, les travaux de nos étudiants et
témoigner en même temps leur sympathie aux professeurs

qui se consacrent à l'étude de la jeunesse et déversent sur elle les trésors de leur science et de leur expérience.

Il est d'habitude, Messieurs, en cette solennité, qu'un des professeurs de l'École, désigné par ses collègues prenne la parole et vous entretienne d'un sujet scientifique. Cet honneur que j'étais loin d'ambitionner m'est incombé; et puisque je n'ai pu m'y soustraire, ni faire revenir mes collègues sur leur décision ; je me suis résigné et je me suis décidé à vous entretenir pendant quelques instants de la *longévité humaine.*

Avant d'entrer en matière, Messieurs, j'éprouve le besoin de réclamer votre indulgence et de vous avouer que, pour traiter ce sujet, j'ai dû faire de nombreux emprunts aux auteurs qui se sont occupés de cette importante question. J'ai plus particulièrement mis à contribution les travaux de Buffon, de Flourens, de M. le professeur Burggraëve, de Gand, de M. le docteur Foissac, etc., etc., etc. Je n'ai pas eu l'intention de m'approprier leurs idées : j'ai tenu seulement à vous rapporter et à vous faire connaître leurs opinions, laissant bien entendu à chacun ce qui lui appartient, *suum cuique.*

Messieurs,

On peut dire que notre corps se renouvelle sans cesse ; et on a cru que ce renouvellement est complet tous les neuf ou dix ans. Le fait est qu'il est continu, de sorte qu'il n'y a d'autres limites que l'âge.

On ne saurait cependant dire où commence la vieillesse, car il y a des gens qui vieillissent plus vite que d'autres. Mais on peut affirmer que c'est au moment où nos fibres musculaires se chargeant d'éléments terreux, se pétrifiant presque, perdent toute élasticité et toute contractilité.

Les sels de Sedlitz, que M. le professeur Burggraëve,

chirurgien de l'hôpital civil de Gand, a tant préconisés et qu'il s'est efforcé de répandre et de vulgariser, ont la propriété de favoriser la production des globules rouges du sang et de modifier profondément la constitution. Voici ce qu'il en dit :

« Les sels de Sedlitz, en favorisant la rénovation molé-
» culaire sont une condition première de longévité. Ils
» empêchent les incrustations ou pétrifications dont nous
» venons de parler. »

Plus l'âge avance, plus il faut insister sur ce soin. Le célèbre médecin Stahl faisait prendre chaque matin aux vieillards un verre d'eau avec un grain de sel. C'est l'origine de notre système, dit M. le professeur Burggraëve, dans son ouvrage sur la longévité humaine, p. 65.

Ce n'est donc point une médication banale que de recommander l'usage des sels Sedlitz ; mais elle constitue au contraire la base de la médecine préventive, la seule qui offre des garanties certaines de guérison.

Mais il n'y a pas seulement le renouvellement moléculaire de notre corps, il y a, et avant tout, la force qui préside à ce mouvement et la détermine, c'est la force *incitatrice*.

De là, la nécessité de faire usage sinon d'une manière constante, du moins par moments, des agents pharmaco-dynamiques, qui correspondent à cette force et l'incitent.

Barthez disait que nous avions en nous une force en action et une force *latente*. C'est comme dans les affaires industrielles, où il y a un capital roulant et un capital de réserve.

Malheureusement, par rapport à nous-mêmes, nous sommes souvent mauvais commerçants ; nous dépensons notre capital vital sans maintenir notre réserve.

Aussi sommes-nous dans un état de gêne continuelle ;

trop heureux si nous ne sommes pas obligés de déposer notre bilan et de faire banqueroute à la vie.

Or, la médecine est souvent mauvais syndic dans ce cas, et après qu'elle a distribué les tant pour cent, il ne nous reste plus rien pour vivre.

Il faut donc toujours avoir des forces en réserve. Nous venons de dire l'*incitant* vital et non l'*excitant* parce qu'il y a en effet une grande différence entre les deux. L'incitant s'applique à la force vitale, en *réserve*; l'excitant à la force vitale en *action*. Le premier entretient la force vitale, le second l'épuise.

Faute de faire cette distinction entre l'*incitant* vital et l'*excitant*, nous abrégeons souvent notre existence.

Faut-il renoncer pour cela à tout excitant ? Non. La vie est comme l'argent, il faut en faire un emploi utile.

Parmi les incitants vitaux, nous citerons la *Quassine* ou l'incitant de l'estomac; la *Caféine* ou l'incitant du cerveau; la *Strychnine* ou l'incitant du système musculaire.

Les personnes qui digèrent difficilement, bien entendu en dehors de toute lésion gastrique, se trouveront bien de l'usage de 3 ou 4 granules de *Quassine* au commencement des repas.

Quand on est lourd, somnolent, on fera bien de se tenir éveillé par quelques granules de *Caféine*.

La Caféine réussit également à merveille dans certaines formes de migraine, preuve que l'incitation cérébrale est tout à fait différente de l'excitation.

Mais ce n'est pas tout que d'inciter : notre corps, c'est notre montre vitale. Si souvent elle avance, souvent aussi elle retarde. Il faut donc faire comme l'horloger, tendre ou détendre le ressort selon l'occurrence.

Les physiologistes admettent aujourd'hui des nerfs *vaso moteurs constricteurs* et des nerfs *vaso moteurs dilatateurs*. Les premiers *frigorifiques* ; les deuxièmes *calori-*

fiques. A ces nerfs correspondent des agents propres : Car la nature a tout fait en vue de l'harmonie universelle.

A côté des *incitants* vitaux que nous venons de nommer il y a des *agents modérateurs*, c'est-à-dire qui ralentissent le mouvement vital dans ses deux expressions vitales : la chaleur et le pouls.

Parmi ces agents se rangent les alcaloïdes défervescents tels que l'*Aconitine*, la *Vératrine*, la *Quinine*, la *Digitaline*, l'*Arseniate* de *Strychnine*, etc., etc.

Il ne faut jamais laisser subsister un mouvement fébrile quelque faible qu'il soit, d'autant que nous avons des moyens prompts et faciles de l'abattre, sans recourir aux débilitants comme la diète et la saignée.

La *Strychnine* (tirée des Strychnées) est un poison violent dont la médecine a su faire un remède salutaire, elle resserre la fibre organique.

L'*Aconitine* empêche la disposition à la fièvre : c'est donc l'antifébrile par excellence ; elle calme le cerveau tandis que la morphine le surrexcite et donne un sommeil lourd et agité.

La Digitale que le célèbre médecin écossais Cullen nommait l'opium du cœur, doit cette précieuse propriété à son alcaloïde, la *Digitaline*.

L'*Arseniate* de *Strychnine*, l'*Aconitine* et la *Digitaline* sont très utiles pour pondérer les forces vitales et donner aux organes plus de vigueur et de ton.

On nous dira : mais ce sont des poisons ! C'est possible, répondrons-nous : mais nous sommes encore à constater sur nous-même, qui en faisons un continuel usage soir et matin, le premier symptôme d'empoisonnement.

Toutefois, nous laissons nos confrères qui font de la médecine dosimétrique et qui ont confiance en elle, juger de l'emploi de ces trois incitants vitaux pour leurs clients.

Grâce à l'arseniate de Strychnine, toutes les fonctions

organiques s'exécutent avec aisance : on n'est ni poussif, ni emphysémateux, ni gastralgique, etc., etc.

Ainsi que nous l'avons déjà dit, l'aconitine empêche la fièvre, c'est-à-dire l'excès du calorique animal. A cet égard, nous devons faire observer qu'après la fatigue de la journée nous sommes toujours un peu fiévreux, puisque notre température propre s'est surélevée d'un cinquième de degré centigrade ; c'est peu, mais cette surélévation peut dégénérer en fièvre réelle : et voilà pourquoi il est utile de l'empêcher en prenant de l'aconitine le soir en se couchant.

Lorsqu'après de longues et pénibles courses, le médecin se sent harassé, à bout de forces ; il fera bien en rentrant de prendre 3 à 4 granules d'arseniate de Strychnine pour se donner le coup de fouet. Dans ses ouvrages, M. le professeur Burggraëve rapporte qu'un ancien confrère lui avouait tout dernièrement que sans l'arseniate de Strychnine il lui eût été impossible de continuer à faire de la médecine active.

Si parmi les médecins on en rencontre qui soient arrivés à un âge avancé ; il y en a aussi et en bien plus grand nombre qui sont morts jeunes. Citons parmi les premiers : Avenzoar qui a succombé à 92 ans, Arnaud de Villeneuve à 76 ans, Cardon à 75, Ambroise Paré à 72 ans, Cesalpin à 84, Cullen, Baillou et Hufeland à 78, Harvey et Fagon à 80 ans, Ruych à 92, Ramazzini, Frédéric Hoffmann à 81 ans, Chirac à 82, Boerhaave à 70 ans, Pariset à 77, Récamier à 78, Velpeau, Fodéré et Alibert à 72, Bretonneau à 84, Louis à 86, Lordat à 98 ans, etc., etc., etc.

Nulle profession n'est plus pénible, ni plus dangereuse que la nôtre. Aux inquiétudes morales viennent s'ajouter les fatigues physiques. Nous devons donc chercher dans notre arsenal thérapeutique les moyens les plus propres à les combattre. Ces moyens vous les connaissez parfaitement, puisque nous venons de les énumérer il n'y a qu'un instant.

Bichat, dans ses belles considérations sur la vie et la mort, avait dit : « On meurt par la tête, le cœur et l'estomac. » Aussi à ces trois genres de mort opposons-nous l'Aconitine, la Digitaline et l'arseniate de Strychnine.

Le temps, a dit M. le professeur Burggraëve, est loin d'être un auxiliaire en médecine ; si le temps est la monnaie de la vie, il est également l'appoint de la mort.

La vie est un combat où il faut se maintenir en ligne le plus longtemps possible ; il est toujours assez temps de battre en retraite.

Nos grands savants sont de bien pauvres esprits quand ils veulent scruter les mystères de la vie ; Descartes y perdit sa science et Blaise Pascal sa raison.

A tous les médecins, nous dirons : « Conservez votre existence si précieuse aux autres. Vous voyant bien portants, le public aura confiance en vous. N'imitez pas ce confrère maladif qui, à toutes les doléances de ses malades, répondait piteusement : Et moi, donc ! Ce qui devait les consoler médiocrement. »

Ne vous regardez pas comme des soldats sans armes ; vous en avez, au contraire, et de puissantes. Le tout est de vous en servir à propos.

La vie n'est pas un un aléa, dit encore le vénéré maître, M. le professeur Burggraëve, c'est au contraire une rente certaine, si nous savons bien administrer le capital : or, ce capital, la nature n'en est pas avare pour nous, puisque sans les mille obstacles de la civilisation, nous pourrions atteindre le terme naturel de notre existence.

La Digitaline, nous l'avons déjà dit, est l'opium du cœur. Qui plus que le cerveau a besoin de calmant ? Les anciens avaient déjà constaté ce fait : que le cœur est d'une nature chaude et le cerveau d'une nature froide.

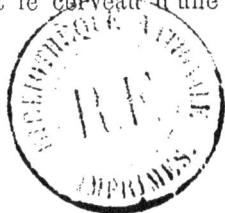

D'ailleurs, en calmant le cœur, on calme également le cerveau, puisqu'on empêche les excitations du sang.

Les tempéraments froids et égoïstes sont ceux qui vivent le plus longtemps, précisément parce qu'ils savent contenir les battements de leur cœur. Eh bien ! faisons-nous froids artificiellement. C'est quelques pulsations de cœur en moins par vingt-quatre heures : mais en les additionnant au bout d'un certain temps, on trouvera que c'est immense !

La Strychnine agit surtout sur la myotilité en donnant de la consistance aux muscles. On sait combien les Grecs poussaient la passion à cet égard : pour obtenir l'estime générale, il fallait être le premier aux exercices du gymnase.

Platon pensait avec raison qu'il ne fallait pas employer la gymnastique jusqu'à l'excès. Toute notre ambition ne doit pas être dans nos biceps, dit M. le docteur Burg-graëve, et il ne peut s'empêcher de s'écrier, qu'il voudrait à notre jeunesse un aspect plus viril, au lieu de dissimuler la pauvreté des formes sous l'ampleur des vêtements.

Le système musculaire a une importance première, parce qu'il est la source principale de notre chaleur et de notre électricité propre ou spontanée. Vivre, c'est résister au milieu ambiant, c'est-à-dire à l'atmosphère : et sans chaleur et sans électricité, il n'y a pas de vie possible.

La production du calorique propre est sous la dépendance du système nerveux et sous celle de la myotilité, propriété qu'ont les muscles de se contracter sous l'action des agents soit physiques soit moraux.

La force morale permet de se roidir contre la douleur. On dirait que c'est la chaleur innée du cœur qui se répand dans tout notre être.

Par contre, la peur, la frayeur donnent, comme on dit vulgairement, la chair de poule et froid dans le dos

De tous nos tissus au point de vue vital, on peut dire comme conclusion : que le plus important c'est le tissu musculaire.

Maintenant, s'il est vrai que l'exercice augmente la force musculaire, ce ne peut être que par un surcroît de nutrition ; aussi est-il parfaitement dérisoire de soumettre à des exercices violents des enfants à peine nourris.

Pour faire de la chair, la première condition est d'avoir du sang ; et le sang ne s'obtient que par une bonne alimentation.

Les hommes de bureau ont à peine le temps nécessaire aux repas, et leurs membres engourdis ne leur permettent pas de se livrer à de grands exercices ; c'est à eux surtout que la *Strychnine* convient pour leur donner du souffle.

Il en est, hélas ! de même des artistes dramatiques (ces papillons de nuit, Burggraëve) qui resplendissent à la lumière du gaz et qui le jour sont obligés de venir répéter dans une salle encore imprégnée des infections de la veille ! Il ne faut donc pas s'étonner de leur peu de longévité, et que chez eux les maladies de poitrine soient fréquentes. Aussi leur conseille-t-on de faire usage de l'*arseniate de Strychnine*. Ils donneront, à l'aide de cet incitant vital, plus d'énergie à leurs poumons pour repousser les matières délétères.

Les chanteurs tendront ainsi leurs cordes vocales et ils seront moins sujets à des défaillances dont un public exigeant ne leur tient aucun compte.

Les hommes adonnés aux travaux de l'esprit doivent avant tout soigner leur constitution physique, de manière qu'elle ne déteigne d'une façon trop marquée sur leurs œuvres. Ainsi, tous les grands peintres espagnols, les Murillo, les Vélasquez, les Ribera, etc., etc., semblent avoir peint avec de la bile noire, tant leur coloris est sombre.

Voyez, au contraire, Rubens. Chez lui le sang déborde.

Tout y est rouge et les femmes ont l'éclat du vermillon.

Comparez à Rubens un autre peintre flamand, Crayer, et on dirait que sa palette est chargée de sépia.

L'influence du moral sur le physique est encore plus marquée chez les musiciens. Prenons deux types : Rossini et Meyerbeer. On peut dire qu'entre ces deux génies de la musique moderne, il y a toute la différence de leurs tempéraments ; l'un tout en dehors, l'autre tout en dedans.

Rossini est gai, spirituel, mélodique, enclin à la sensualité, mais une sensualité intelligente comme à tout beau mangeur devant une table bien servie. Aussi Rossini se vantait-il d'être une belle fourchette sans qu'il se soit jamais livré à l'intempérance.

En un mot, Rossini qui a succombé à 77 ans avait son système gastrique bien pondéré et il ne se plaignait jamais de malaises abdominaux auxquels son rival en génie musical fut en proie surtout vers la fin de sa vie.

Il faut croire que ces malaises n'ont pas toujours existé chez Meyerbeer, car sa première manière fut toute italienne, tandis que dans les *Huguenots*, dans l'*Africaine* et dans le *Prophète* son système bilieux y apparaît dans toute sa force. L'illustre compositeur commençait déjà à ressentir les atteintes du mal auquel il succomba à 72 ans; une hépatite chronique avec engorgement de la veine porte *(Vena portarum, porta malorum)*, comme a dit un célèbre médecin.

L'auteur distingué de la Muette de Portici, Auber, mourut à l'âge de 88 ans. A quelqu'un qui se plaignait et lui disait qu'il était bien triste de vieillir, il répondit spirituellement : « C'est vrai, mais c'est encore le seul moyen » qu'on ait trouvé de vivre longtemps. »

Auber a pu composer à l'âge de 83 ans (exception bien remarquable) un opéra comique intitulé : le *Premier jour de bonheur*.

Les moyens de prolonger l'existence appartiennent les uns à l'hygiène, les autres à la médecine et à la philosophie. La première condition de longévité est de se trouver dans un milieu sain. Les anciens Patriarches devaient sans doute leur longue existence à la vie en plein air.

Mais, dira-t-on, tous les climats ne se prêtent pas à ce genre d'existence ? D'accord, mais l'art nous fournit des moyens de ventilation. Il faut entendre par ventilation le renouvellement incessant de l'air soit naturellement, soit artificiellement.

Ainsi, dans nos demeures, les courants qui s'établissent par les portes, les fenêtres, les cheminées suffisent en général pour le renouvellement de l'air, quoique nous voyions souvent des maladies infectieuses s'y produire parce que nous nous calfeutrons trop hermétiquement. Et qu'on ne croie pas que la demeure du riche est moins exposée à ce danger que celle du pauvre : c'est surtout le contraire qui a lieu pour des motifs tout opposés.

La vie en nous est triple : Nous vivons par la tête, la poitrine et le ventre. C'est entre ces trois départements que nous devons chercher à maintenir l'équilibre. Il n'est pas bon de chercher à vivre par l'un d'eux au préjudice des autres, car nous subissons la peine du talion.

Ainsi l'homme qui se livre aux excès intellectuels périt par le cerveau ; celui qui donne trop de prise aux émotions morales périt par le cœur ; enfin celui qui subit les instincts grossiers périt par le ventre.

En tout cas, les incitants vitaux dont nous avons parlé longuement sont des moyens d'équilibre.

Il faut établir une quatrième catégorie :

Celle des individus qui ont ce qu'Hippocrate nommait le tempérament pondéré (temperamentum ad pondus), et qui vivent généralement longtemps parce qu'aucune passion, aucun désir ne les agite.

Les hommes qui vivent exclusivement par la tête ont, en général, une assez notable longévité parce que le travail de l'esprit écarte l'idée des jouissances matérielles. Il est vrai que les hommes d'élite ne sont pas assez hygiénistes pour comprendre que le corps a également ses droits.

Newton était tellement absorbé dans ses calculs que souvent il restait vingt-quatre heures sans prendre de nourriture.

Cornaro succomba à plus de cent ans, le savant et le littérateur Fontenelle vécut également jusqu'à l'âge de cent ans.

Parmi les poètes, nous trouvons *avant Jésus-Christ :* Cratinus mort à 93 ans, Anacréon à 85, Sophocle à 90 ans, Euripide à 78 ans.

Après Jésus-Christ : Juvénal décédé à 86 ans, Fardoucy à 96 ans, Saadi à 102 ans, Pétrarque à 70 ans, P. Corneille à 78 ans, Caldéron à 87 ans, Lafontaine à 74 ans, Viennet à 91 ans, Lamartine à 78 ans, de Pongerville à 77 ans, Voltaire à 84 ans.

Ce qu'il y a de dangereux pour les classes aisées, c'est la sensualité. On ne sait pas assez résister aux entraînements de la table ; les uns, par distraction, les autres, parce que l'esprit quelque distingué qu'il soit est dominé par le corps. Aussi ces derniers ont, en général, une grande capacité abdominale ; ils sont vite essoufflés et répugnent à la marche. L'apoplexie qui vient les frapper est de nature veineuse. Ils meurent parce qu'ils ont trop choyé leur ventre.

Nos ancêtres étaient forts parce qu'ils vivaient de la vie de nature : mais cette vie ne suffirait plus. Nous nous sommes civilisés, c'est-à-dire amollis. Il s'agit donc de nous rendre forts sans rudesse et sensibles sans sensualité : ce qui revient à dire, comprendre en toutes choses le bon et le beau.

Nous pourrions vivre indéfiniment s'il n'y avait en nous une vie latente qui finit par s'épuiser. C'est donc ce principe de vie que nous devons chercher à entretenir au lieu de le ruiner par de dangereuses excitations ou une folle dépense de forces, comme ces parvenus qui ne savent comment faire pour dépenser leur argent.

Le célèbre Haller, parmi les nombreux cas de longévité qu'il a recueillis, en cite qui aujourd'hui nous paraîtraient extraordinaires et même fabuleux : entr'autres celui d'un centenaire qui avait atteint l'âge de 160 ans et qui mourut d'une indigestion. Harvey, qui fit son autopsie, trouva tous les organes sains, preuve qu'il aurait pu vivre longtemps encore.

Nous n'avons pas la prétention d'atteindre un âge aussi avancé que celui de ce centenaire, quoique ces exemples ne soient pas rares : mais Buffon nous a assigné une longévité de 80 à 100 ans ; nous pouvons donc parfaitement en arriver là.

Nous avons déjà fait une distinction entre les incitants et les excitants vitaux.

Nous employons toute espèce d'excitations pour faire d'un acte naturel un acte de sensualité ou ce qui est pire une question d'amour-propre : Les gastronomes sont fiers d'être une belle fourchette.

En fait d'incitants vitaux, il n'y a donc que les agents hygiéniques qui suffisent aux animaux parce qu'ils ne sont ni sensuels, ni vantards : mais à l'homme il faut d'autres incitants. Ainsi les sauvages mâchent du bétel pour se faire venir l'eau à la bouche ; ce qui semble être une jouissance suprême. Depuis leurs rapports avec les Européens, ils se servent du tabac et de l'eau-de-vie, et on sait avec quelle fureur !

Entrez dans une maison de santé, vous y verrez des individus dans une immobilité presque cataleptique. C'est le premier degré de l'absinthisme ; un peu plus tard, ils se paralysent et deviennent des gâteurs, c'est que leur substance cérébrale est devenue diffluente. Heureux quand une attaque d'apoplexie vient les soustraire à cette dégradation que ne connaît pas la brute !

L'eau-de-vie est moins violente que l'absinthe ; elle rend loquace, turbulent, et finit par produire ce tremblement général et cette agitation qu'on a désignés sous le nom de *delirium tremens*.

Nous disions, il n'y a qu'un instant, que les centenaires n'étaient pas très rares : en effet, le Chili et le Brésil, pays d'une grande salubrité, ne se font pas moins remarquer que le Pérou par la carrière exceptionnellement longue de quelques-uns de leurs habitants indigènes et créoles.

Le directeur du bureau de statistique au Chili signalait, au mois de décembre 1855, plusieurs exemples de longévité extraordinaire, et en particulier 2 personnes âgées de 118 ans ; 4 de 120 ans ; 2 de 121 ans et 1 âgée de 133 ans.

Les anciens avaient recueilli de nombreux exemples de longévité dans le Pendjaub et sur la lisière septentrionale de l'Inde. Les hommes, au rapport de Strabon, y atteignaient souvent l'âge de 130 et même de 200 ans.

Le Portugais Faria prétend qu'un habitant de Dui a vécu trois siècles.

En Russie, pendant l'année 1819, on a compté 1789 centenaires dont deux âgés de 160 ans.

Dans le courant du dix-huitième siècle, il mourut, dit-on, en Angleterre, 49 personnes âgées de 130 à 180 ans.

En Bohême, il y eut aussi un nombre très considérable de centenaires.

Nous ferons remarquer que les régions signalées par des longévités extraordinaires sont ou des pays de montagne, ou des contrées agricoles.

Les femmes, non moins que les hommes, peuvent atteindre les limites les plus extrêmes de la vie.

C'est parmi les théologiens qu'on rencontre la vie moyenne la plus avantageuse. Il faut également comprendre dans cette classe, dit M. le docteur Foissac, les cardinaux, les évêques, les prêtres catholiques ainsi que les ministres des cultes réformés. Le célèbre ministre Abbadie mourut à Londres à 77 ans. Le sage et savant Abauzit, que Jean-Jacques Rousseau comparait à Socrate, s'éteignit à Genève à 88 ans. Le théologien Vernet parvint jusqu'à l'âge de 91 ans.

Parmi les vieillesses privilégiées des dignitaires de l'Église on peut citer les orateurs sacrés : Bourdaloue qui succomba à 72 ans; Fléchier parvint au même âge, Bossuet qui mourut à 77 ans et Massillon à 79. Huet, le savant évêque d'Avranches, arriva à l'âge de 91 ans. Le cardinal Pacca mourut à l'âge de 88 ans, etc., etc.

Les philosophes ont fourni également des exemples évidents de longévité : Zénon succomba à l'âge de 98 ans. Il était grand, mince et d'une tempérance que personne n'avait surpassée.

Le père des Sophistes et de la rhétorique Gorgias de Léontium, dont il est parlé dans l'apologie de Socrate, vécut plein de gloire et enrichi par l'emploi de sa profession jusqu'à l'âge de 105 ans selon Pausanias, et jusqu'à 109 ans d'après Suidas et Philostrate. Enfin malgré une vie volontaire d'abjection et de misère, mais toutefois sereine et résignée, Diogène, l'un des plus grands caractères de l'Antiquité, mourut à Corinthe à l'âge de 96 ans.

La science n'a pas seulement pour objet de procurer des jouissances infinies, et d'agrandir la sphère de l'esprit: on dirait qu'elle prolonge encore la durée de la vie malgré un travail incessant. Eratosthène se laissa mourir de faim à 82 ans; Archimède avait 75 ans, quand il fut tué par un soldat romain, tandis qu'il méditait quelque invention nouvelle pour la défense de Syracuse, etc., etc., etc.

La plupart des grands capitaines ont conservé leur génie dans tout le cours de l'âge mûr ; au-delà même de 80 ans.

Henry Dandolo avait 95 ans, lorsque, commandant en chef de la quatrième croisade, il emporta Constantinople d'assaut. Pierre d'Aubusson, grand maître de l'ordre de Saint-Jean de Jérusalem qui, après avoir défendu Rhodes contre les forces de Mahomet II s'élevant à plus de cent mille hommes conserva, au-delà de 80 ans, la bouillante valeur qui l'avait fait nommer le *bouclier de l'Église*. Il mourut l'année d'après du chagrin de n'avoir pu décider les princes chrétiens à tenter une nouvelle croisade. Talbot avait 83 ans quand il périt glorieusement à la bataille de Châtillon.

Si des faits de ce genre ne sont pas rares parmi les gens de guerre, ils se montrent encore plus fréquents dans les carrières civiles. Lord Palmerston, ministre de la Reine d'Angleterre, mourut à l'âge de 91 ans après avoir pris une part très active aux discussions de la chambre des Lords.

Un grand nombre de moines, de religieuses, de solitaires, en dépit des fatigues et de l'austérité de leur vie, ont été presque centenaires.

Les domestiques arrivent assez souvent à une très remarquable longévité. Associés, mais à un moindre degré, aux joies et aux peines de la famille, ils en partagent le bien-être sans les excès que les riches ne savent pas toujours éviter.

On s'est posé bien des fois cette question : a-t-il existé une époque où l'homme ait vécu un plus grand nombre d'années qu'aujourd'hui ? On ne pourrait répondre par l'affirmative, qu'en remontant avec la Genèse à la vie des premiers hommes qui parurent sur la terre.

Il serait superflu de chercher à expliquer comment les hommes ont pu vivre huit ou neuf siècles : on devrait plutôt s'efforcer de comprendre par suite de quelle détérioration originelle ou acquise la vie humaine s'est trouvée réduite aux limites actuelles. Mais, Messieurs, nous laisserons à d'autres cette tâche ardue et difficile ; car nous avons hâte de finir ce discours qui a déjà été beaucoup trop long. Nous terminerons par ce précepte : « Dans le voyage de la vie, souvenez-vous, Messieurs, qu'il y a des haltes, mais qu'après s'être reposé, il faut se remettre vaillamment en marche, car le progrès est infini comme l'humanité ! »

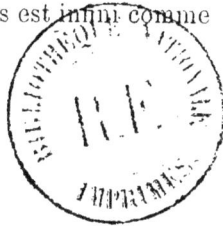

14

www.ingramcontent.com/pod-product-compliance
Lightning Source LLC
Chambersburg PA
CBHW050445210326
41520CB00019B/6082